AF336956

PRIVILÉGE EXCLUSIF DU SEL DE MARS.

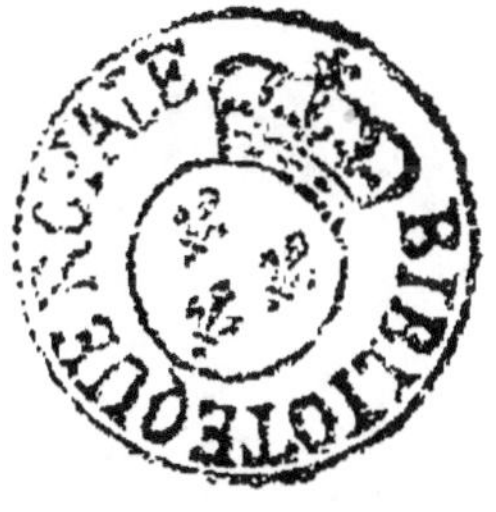

PRIVILEGE EXCLUSIF

Pour la vente dans tout le Royaume du SEL DE MARS, reconnu par la Commission Royale de Médecine, pour une Poudre tirée du fer, apéritive & défobftruante, ayant les propriétés du Mars fans en avoir les inconvéniens. Ce font, mot à mot, les termes qui, dans le Privilége, caractérifent ce Sel, & qui peuvent donner des lumiéres pour en faire l'application.

Nous ne jugeons pas néceffaire de faire de grands raifonnemens vis-à-vis le Public fur ce Sel de Mars, que nous lui préfentons.

Nous nous contenterons de dire, qu'il eft proprement le noyau, ou la terre vierge du fer, qu'il s'extrait de la maniere du monde la plus fimple, mais avec beaucoup de patience, d'attention & de temps, fans aucun corrofif de quelque efpéce qu'il foit, puifqu'il n'y en a pas un qui ne diffolve en même temps toutes les parties du métal, & pas un, par conféquent, qui ne rendît la féparation impoffible, & qui n'empêchât d'y parvenir comme on y eft parvenu ici.

Quoique l'Auteur de ce Sel ne foit, ni de caractére ni d'humeur à vanter la bonté de ce qu'on l'engage a donner aujourd'hui, nous ne devons pas pourtant nous difpenfer d'affurer que fon Reméde peut être très-utile; nous en ferions encore un plus grand éloge, fi nous en parlions comme en parlent unanimement & fans exception, le nombre infini de perfonnes de tout âge & de tout fexe qui en ont ufé.

Nous affurons auffi qu'on peut le prendre avec autant de fureté & de confiance, qu'on prendroit les alimens les plus fimples & les plus purs ; que l'ufage qu'on en feroit, même en pleine fanté, la fortifieroit & la maintiendroit, bien loin de lui nuir ; de même qu'il la rappellera par un effet infenfible quand on l'aura perdue. De forte que, fi, étant parfaitement guéri, on continuoit l'ufage de ce Sel, on éprouveroit que, peu-à-peu, & comme nous venons de le dire, par un effet comme infenfible, le tempérament en recevroit de nouvelles forces.

Nous ajouterons que dans beaucoup de maladies où le fang forme des embarras, il eft excellent & très-falutaire, en obfervant, lorfqu'il y a un amas d'humeurs dans les premiéres voyes, de faire précéder les remédes néceffaires, fur lefquels comme fur l'ufage de celui-ci, on confultera les Médecins qui font les feuls juges auxquels on doive s'en rapporter.

Nous pouvons affurer auffi, que ce Reméde a toute la pénétration des Martiaux, qu'il en réunit tous les avantages ; mais qu'il les réunit d'une maniere bien plus puiffante, & comme le reconnoît la Commiffion Royale, fans avoir aucun des inconvéniens de ces Martiaux. De la façon dont il eft travaillé, il ne peut être remis en fer, puifqu'on l'a défait de toutes fes parties métalliques, en lui confervant cependant un principe pénétrant qui en fait l'efficacité.

Nous nous abftenons d'en dire davantage, & nous affurons feulement le Public, que nous n'avons rien dit de ce reméde qui ne foit vrai, & qu'on en éprouvera des effets plus étendus & plus heureux que nous n'en avons marqué.

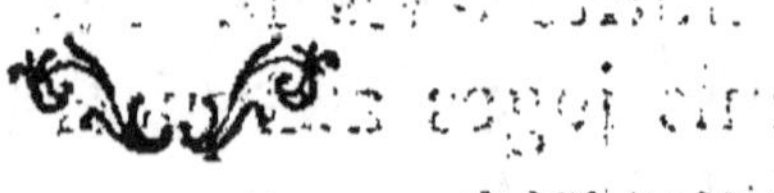

ME'THODE générale pour bien uſer du SEL DE MARS dans les maladies chroniques.

Nous ne prétendons pas ici donner des préceptes, il n'appartient qu'aux Médecins d'en donner. Nous allons ſeulement rapporter ce que l'expérience nous a appris, les Maîtres de l'Art y changeront ou y rectifieront ce qu'ils jugeront néceſſaire.

Il nous a toujours paru à propos qu'on ſe purgeât avant de commencer l'uſage de ce reméde, afin de nettoyer les premieres voies des humeurs qui y ſéjournent, & qui pourroient ralentir ſon action : on obſervera même qu'il eſt quelquefois utile de réitérer, ſi après un uſage de dix à quinze jours, l'appétit ne ſe rétablit point, & on conſeille de préférer les médecines les plus ſimples, & dont on a accoutumé de se bien trouver. On pourra même ajouter à la médecine une prise de Sel de Mars, qui la fera agir sans aucune violence ni tranchée.

Après s'être purgé, on commencera, le jour suivant, l'usage de ce Sel, en en faisant fondre une prise, qui est de quinze grains, qu'on peut néanmoins augmenter ou diminuer, suivant le tempérament; on peut le faire fondre dans une pinte d'eau de riviere, de fontaine ou de pluie, bien claire. On partage cette pinte d'eau en quatre verrées; on prend la premiere, le matin à jeun; la seconde, dans le cours de la matinée; la troisiéme, deux heures après le dîné; & la quatriéme en se couchant. Il n'y a qu'à observer de prendre la premiere verrée de l'après-midi, deux heures loin des repas.

Ses effets sont d'agir, dans les

premiers jours, par une transpira-
tion insensible, quelquefois par les
selles, mais le plus souvent par les uri-
nes. Que s'il arrive que dans les premiers jours de son usage, on se trouve resserré, ce qui néanmoins est
rare, qu'on n'en soit pas surpris ;
cet état cessera bien-tôt, & le ven-
tre s'ouvrira de lui-même : Delà,
on doit juger qu'on a conservé dans
la préparation de ce Sel, les deux
qualités opposées qu'on connoît dans
le Mars, qui agissent suivant la dis-
position & le besoin du malade,
ainsi que fait le Soleil sur la cire,
& sur la boüe en même temps.

On doit observer un bon régime
pendant son usage, afin d'être plû-
tôt guéri : il n'y a cependant rien à
craindre, si on y manquoit.

Si la dose d'une pinte d'eau, né-
cessaire pour chaque prise de Sel,
donnoit quelque répugnance au malade, il pourra la diminuer, en re-

tranchant auſſi à proportion , la doſe du Sel , de peur que n'étant pas dé-layé dans une ſuffiſante quantité d'eau, il n'échauffe par une action trop ſubite , qui , à la vérité, ne ſe-roit pas dangereuſe , mais qu'on doit toujours éviter.

On peut encore, à la place de l'eau, mêler ce Sel dans des bouillons mé-dicinaux , ſuivant l'avis de ſon Mé-decin , pour l'état où l'on ſe trouve ; de même que dans toutes ſortes de ptiſanes apéritives , diurétiques , & en obſervant de mêler ce Sel de façon qu'on n'en prenne qu'une priſe par jour.

Les perſonnes attentives à leur ſanté, préviendront par l'uſage de ce Sel , une infinité de maladies , par-ce que ce Sel a la vertu par ſa dou-ce pénétration , de procurer une di-geſtion aiſée & parfaite , de réta-blir les reſſorts de l'eſtomac. Son uſage, dans ce cas , eſt d'en prendre demi-prife à dîner dans la premiere cueillerée de foupe, ou bien dans une taffe de chocolat.

On peut auffi couper le lait avec ce Sel.

On peut faire fondre pour certains cas, une prife & demie de ce Sel, dans un demi-verre d'eau qu'on jette dans une chopine de lait. Faites bouillir ce lait pendant cinq à fix minutes, paffez-le à travers un linge ; il en réfultera un petit lait, fans aucune acidité, & très-adouciffant, qui aura retenu, épreuve faite, une prife de Sel, & qui aura les proprié-tés tant fouhaitées au petit lait, fans avoir les inconvéniens des acides ordinaires dont on fe fert.

Une prife de ce Sel buë dans une verrée d'eau froide ou chaude, gué-rit les indigeftions & les coliques.

Approuvé. Signé, *SENAC.*

Vû l'Approbation, permis d'imprimer ce 13 Avril 1758.
    Signé, BERTIN.

On ne trouvera de ce *Sel de Mars*, qu'à Paris, chez *Madame Clériffeau*, Marchande Tireufe d'or, rue aux Ours, aux Ours.

Et à Lyon, chez *Madame Regnel*, Marchande de Dorures, Quai Saint Clair.

La prife de ce Sel eft de quatre livres.

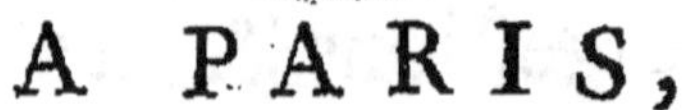

A PARIS,

De l'Imprimerie de PRAULT, Quai de Gêvres, 1758.

9 782329 132303